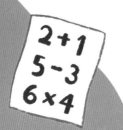

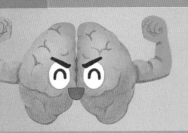

发生在人体里的科普童话

大脑探险记

赵静 著　李依芯 刘朝阳 绘

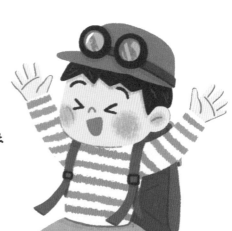

人民卫生出版社
·北京·

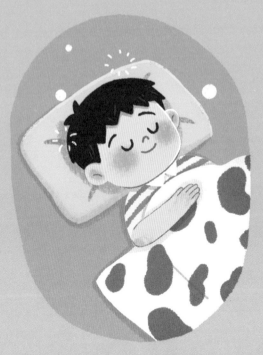

我们能入睡、醒来。

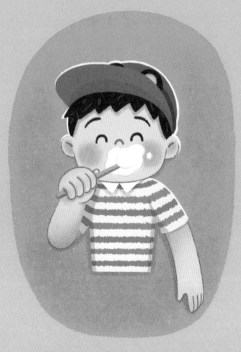

我们会洗脸、刷牙。

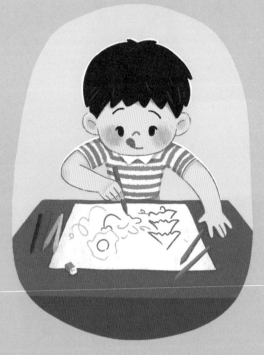

我们还会写字、画画，

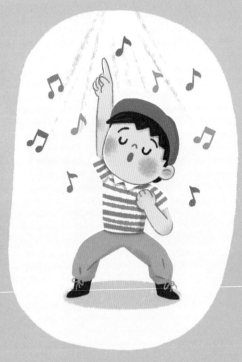

唱歌、跳舞……

是谁在指挥我们做这么多事情？

答案是——我们的神经系统。

不过嘛，指挥权有大有小，到底谁才是人体神经系统的"最高指挥官"呢？

嘿嘿，当然是人脑啦。

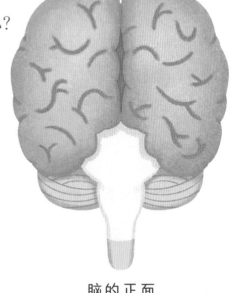

脑的正面

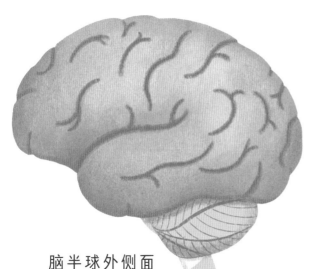

脑半球外侧面

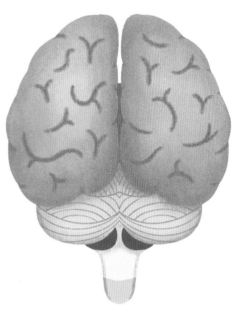

脑的背面

对于人体来说，脑就是"总司令"，它指挥着人的一切活动。如果没有脑，人什么事情都做不了。

脑是人体最复杂最精密的器官，它藏在坚硬的颅骨里。

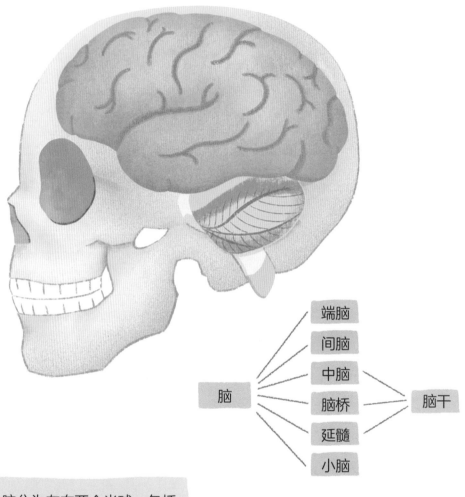

脑 ─┬─ 端脑
    ├─ 间脑
    ├─ 中脑 ─┐
    ├─ 脑桥 ─┼─ 脑干
    ├─ 延髓 ─┘
    └─ 小脑

脑分为左右两个半球，包括大脑、小脑、间脑和脑干几个部分。

大脑表面分布着许多凹陷的脑沟和凸起的脑回。从外形来看，大脑就像个核桃仁。大脑是神经系统最高级的部分，人的思考、记忆、判断等一切思维活动，都和它有关。

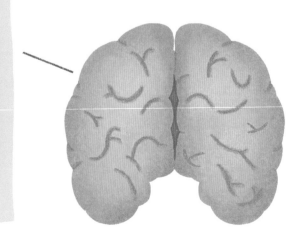

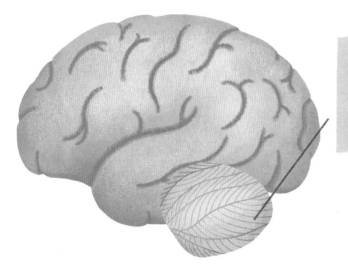

小脑在大脑半球的后下方，它对人体的各种运动起着协调作用，并帮助人体保持平衡。

间脑在大脑半球和脑干之间，大部分被两侧大脑半球包围。间脑的功能也很多，最被人熟知的就是调节体温。

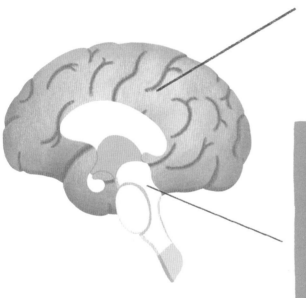

脑干在小脑前方，上接间脑，下连脊髓，从上到下又可分为中脑、脑桥、延髓。它的主要功能是维持人的生命，包括维持人的心跳、血压、呼吸、消化、睡眠等重要生理机能。

那么，脑是怎样指挥人体的呢？

简单地讲，脑主要依靠 12 对脑神经和 31 对脊神经，控制人体的感觉和运动。

好了，介绍完我们身体的"最高指挥官"，再说说小主人公淘淘的故事吧。

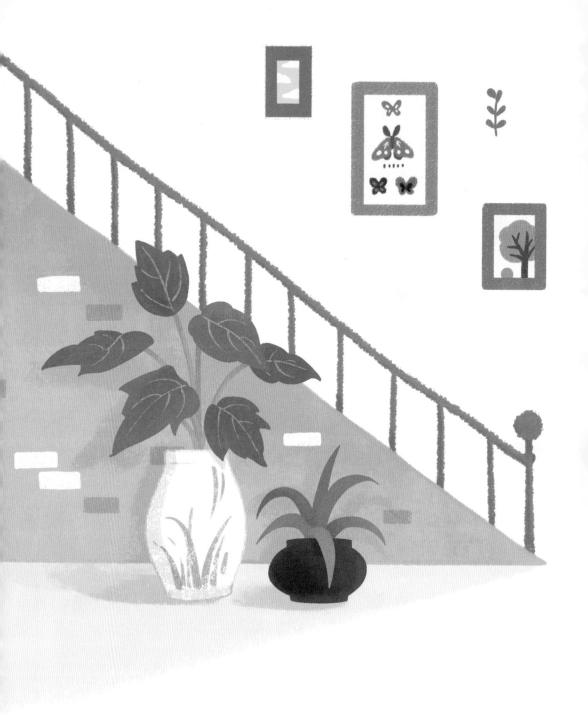

　　"规律进餐，哈啾哈啾，不要乱吃零食，多喝开水，咕噜咕噜，比比谁更有活力……"晚饭后，淘淘和妈妈一起做起了消食运动，边扭边唱，"饭前记得洗手，饭后记得漱口，健康的人快乐多……"

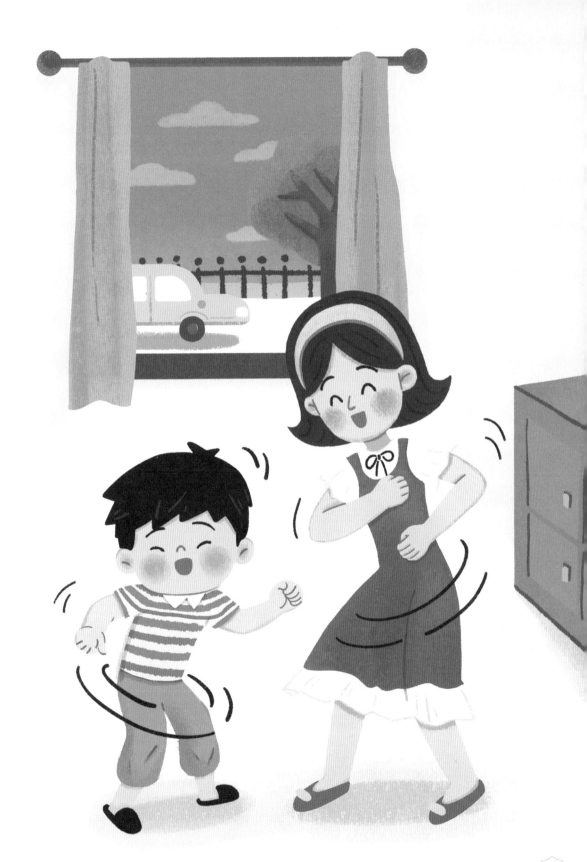

正唱得欢畅，淘淘却突然停了下来，问："妈妈，我们为什么会扭屁股、转圈儿、唱歌、跳舞、做深呼吸、早睡早起、刷牙、画画……"

会做的事情太多了，淘淘一口气说了这么多，憋得满脸通红。

"会做很多我们想做的事情，对不对？"妈妈赶紧接住淘淘的话茬儿。

"嗯。"淘淘使劲儿点着头。

妈妈说："好吧，你躺下，竖起耳朵，听完妈妈给你讲的故事，你就明白了。"

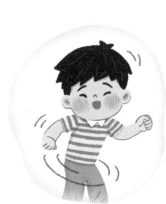

每天晚上，听着故事，进入梦乡，已经成了淘淘的习惯。

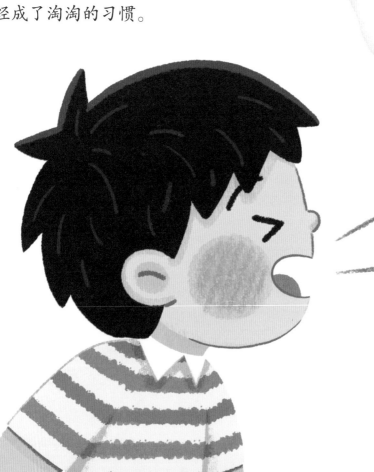

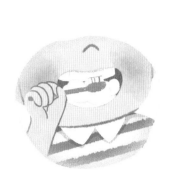
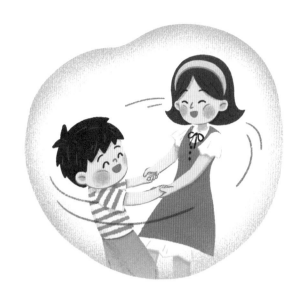
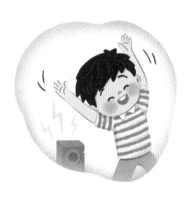

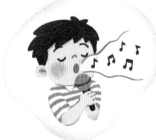
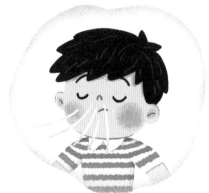
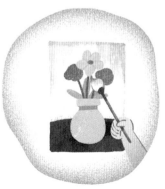

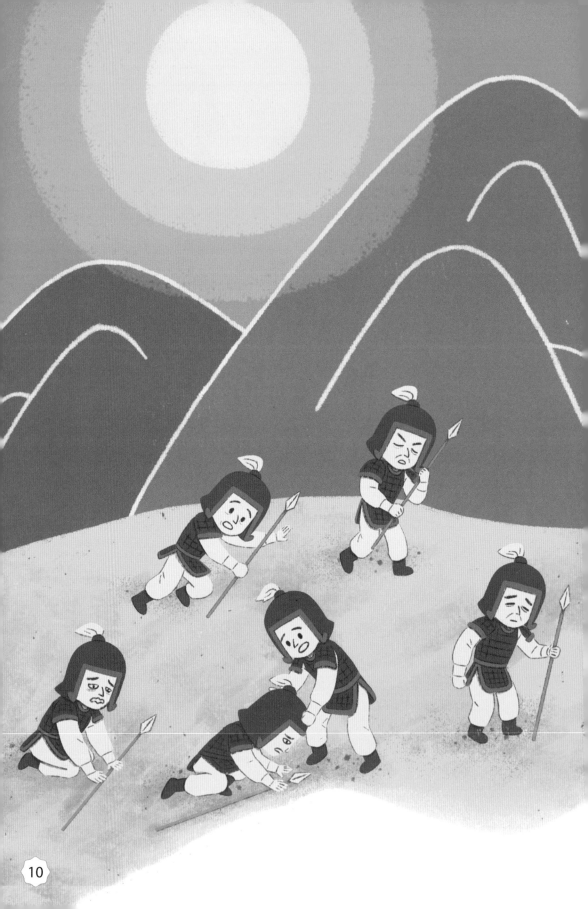

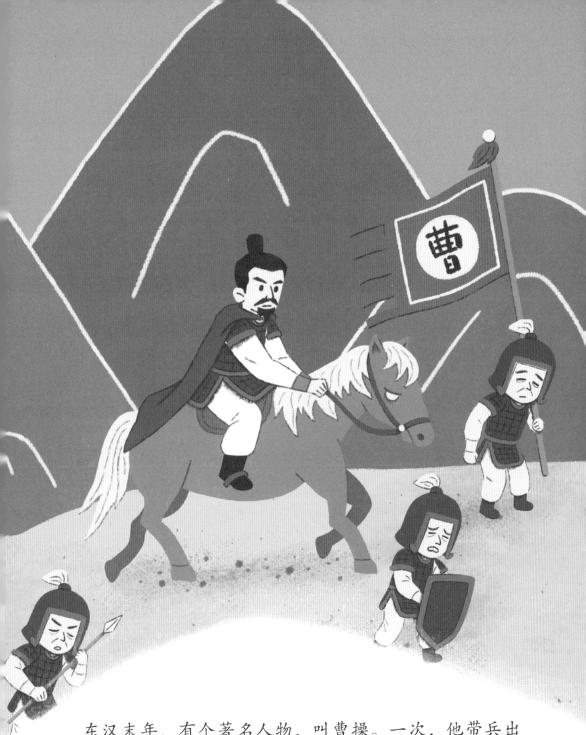

　　东汉末年，有个著名人物，叫曹操。一次，他带兵出去打仗。正赶上天热，太阳火辣辣的，大地都快被烤化了。将士们又累又渴，却找不到水源。每走一段路，就有人中暑倒下，即使身体特别强壮的士兵，也快撑不住了。

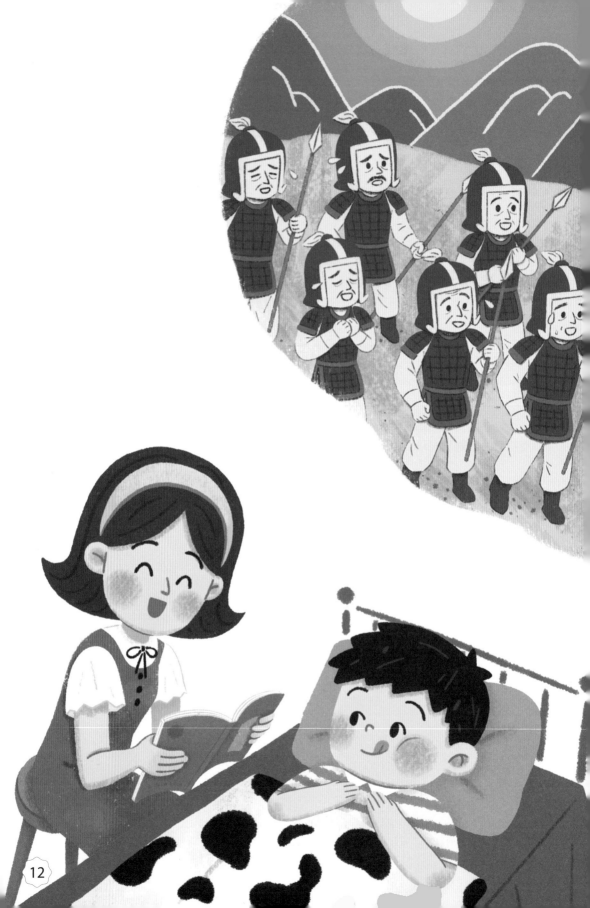

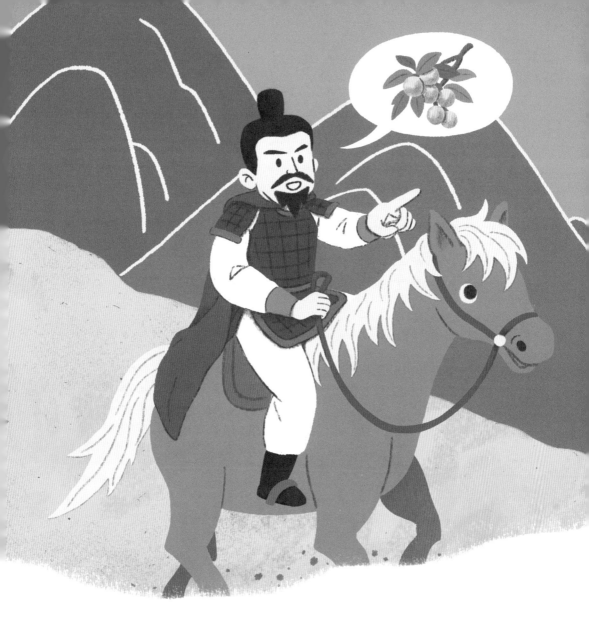

淘淘舔舔嘴唇，好像也渴得不行了。

妈妈笑着继续讲道："曹操急了，他赶紧跑到前面的小山岗上，四下眺望，希望能看到水源，结果，还是没有发现，他非常失望。突然，他灵机一动，冲将士们挥动小旗，指着前方，大声喊道：'前面不远的地方，有一大片梅林，梅树上结满了酸甜可口的梅子。走到那里，我们就能吃到梅子解渴了！'"

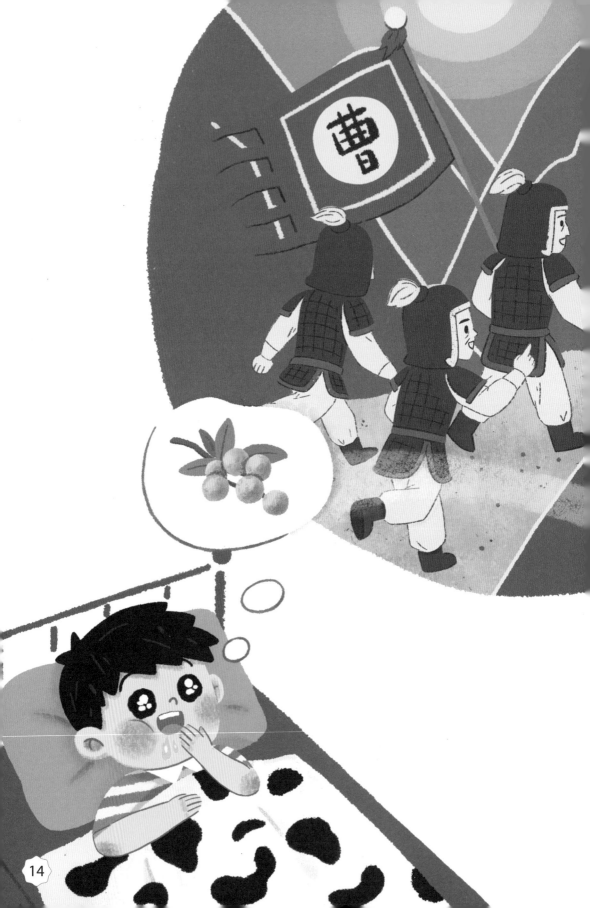

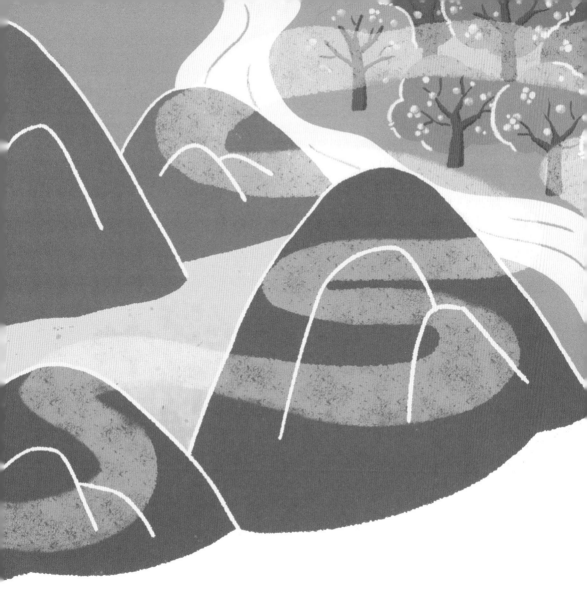

听到有酸甜可口的梅子，淘淘的口水都流了下来。

妈妈见了哈哈大笑："一听前面有梅子吃，将士们和你一样，也都流下了口水，觉得一下子有劲儿了，脚步也迈得快多了。"

"妈妈，前面真的有梅子吗？"想着酸酸甜甜的梅子，淘淘问妈妈。

"前面没有梅子，是曹操故意骗将士们的。他想用这个方法来让大家忍住口渴，打起精神，有力气前进。"

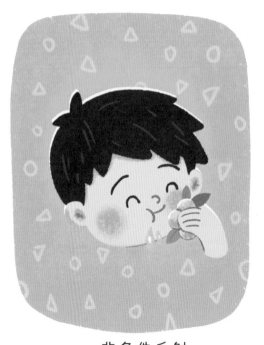
非条件反射

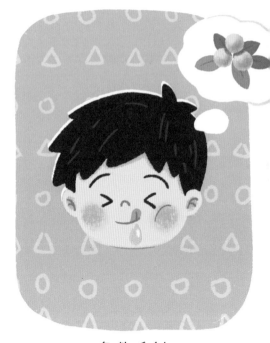
条件反射

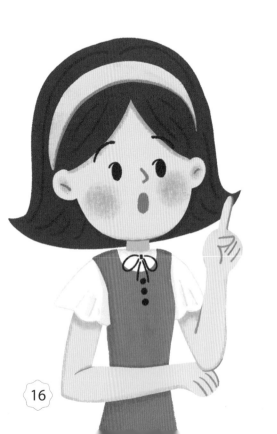

"妈妈，为什么人一听到'梅子'两个字就会流口水呢？"淘淘又有新问题了。

"宝贝，这叫反射。吃到了酸甜可口的梅子，你会流口水，这叫非条件反射，是比较初级的反射；没吃到梅子，但一想到梅子的样子和味道就流口水，这叫条件反射，是比较高级的反射。反射是人的神经系统的基本活动方式。打嗝、打哈欠、打喷嚏都是反射的表现。"妈妈解释道。

"妈妈，什么是人的神经系统呀？"淘淘继续问。

妈妈抚摩着他的小脑袋，说："神经系统是人体内由神经元和神经胶质组成的系统，包括中枢神经系统和周围神经系统。我们的身体结构很复杂，各个器官都在神经系统的控制和协调之下。而我们的大脑，正是神经系统的'总司令'……"

听着听着，淘淘的眼睛有点儿睁不开了，渐渐地，他觉得自己进入了一个奇幻梦境……

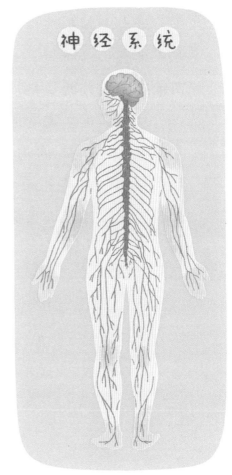

神 经 系 统

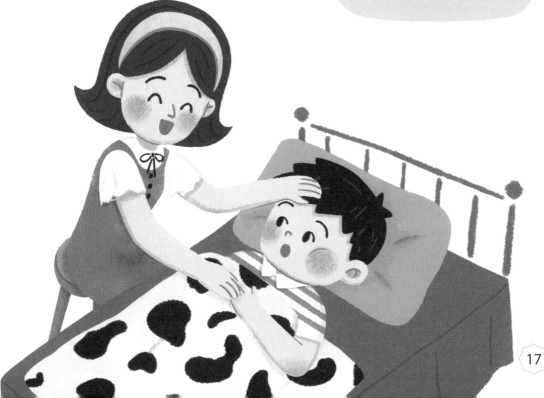

好大一座山呀！

这座山真奇怪，山上有许多条弯弯曲曲的大沟，整座大山像一个超大的核桃。

站在山下，淘淘问妈妈："这是哪儿呀？"

妈妈抚摩着淘淘的头，指着眼前这座山说："这座神秘的怪山，其实是人类的大脑。你不是喜欢探险吗？走，妈妈现在就带你去山里探险，好不好？"

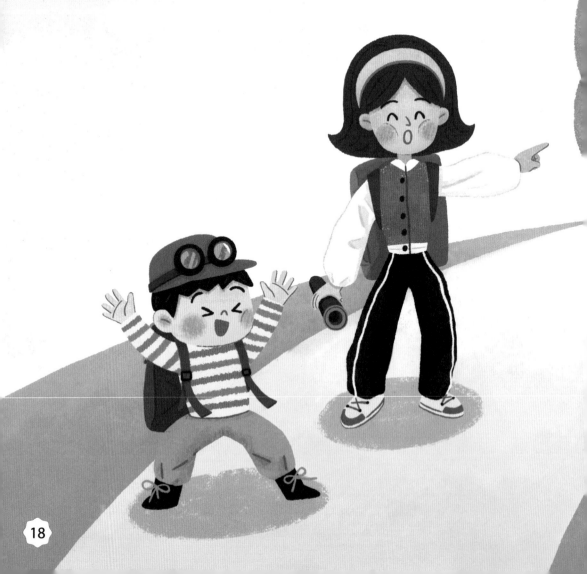

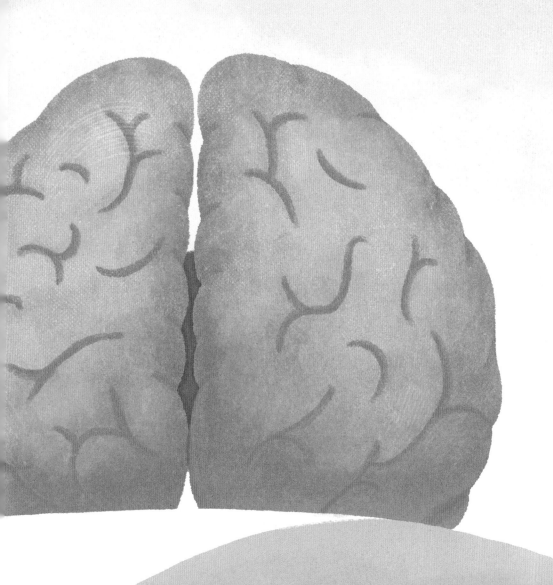

　　"好，探险开始！"淘淘小手一挥，非常兴奋地出发了。

越接近圆圆的"脑山"，淘淘看得越清楚。原来，"脑山"是由两座并肩而立的山组成的。

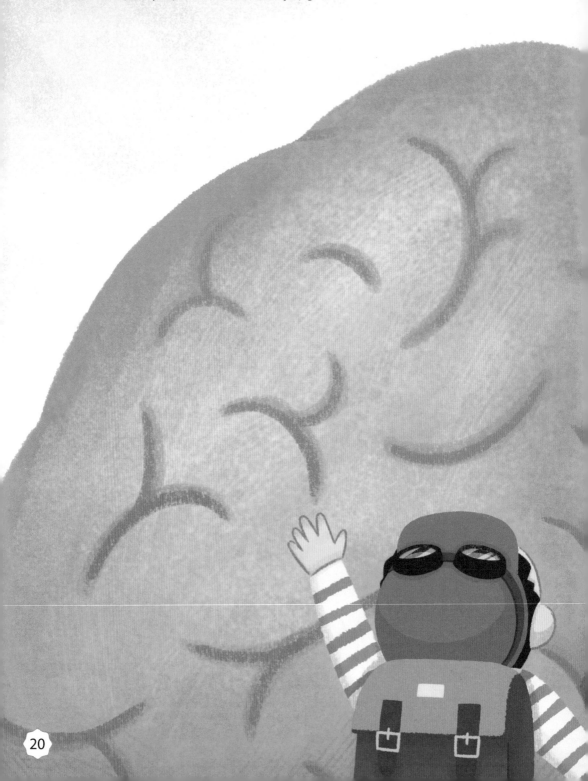

两山之间，是一条分界"大裂缝"。两座山的表面凹凸不平，布满了弯弯曲曲的山路（脑沟和脑回）。

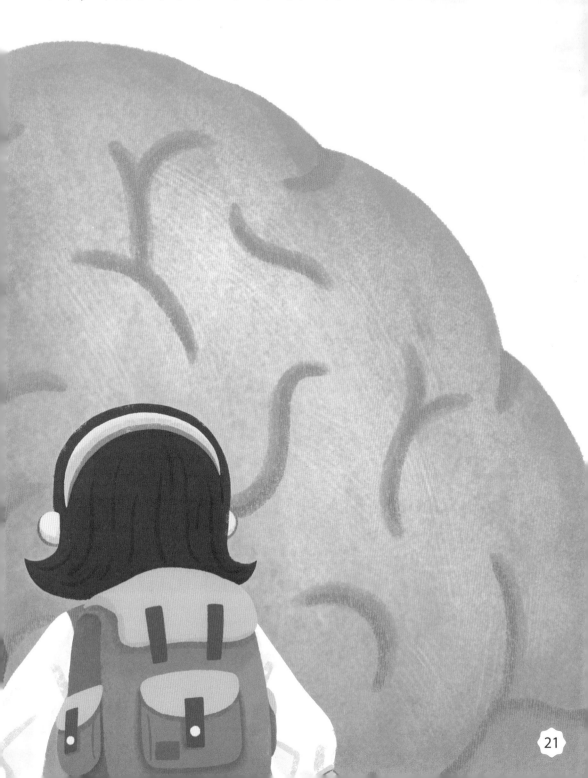

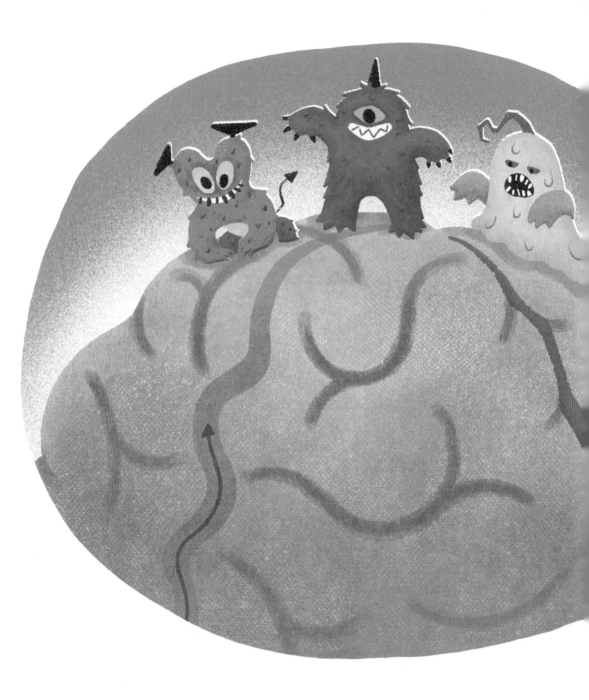

　　"我们就沿着左边的小路上山吧！"妈妈和淘淘商量。

　　"好呀，好呀！"淘淘早就等不及了。

　　"山上沟沟坎坎太多，会不会突然蹿出来怪兽呀？"淘淘忽然有点儿害怕。

妈妈搂住淘淘，故意逗他："什么情况都有可能遇到。要不，怎么能叫探险呢？"

淘淘一听，既兴奋又紧张。为了给自己壮胆，淘淘大声唱起了歌。

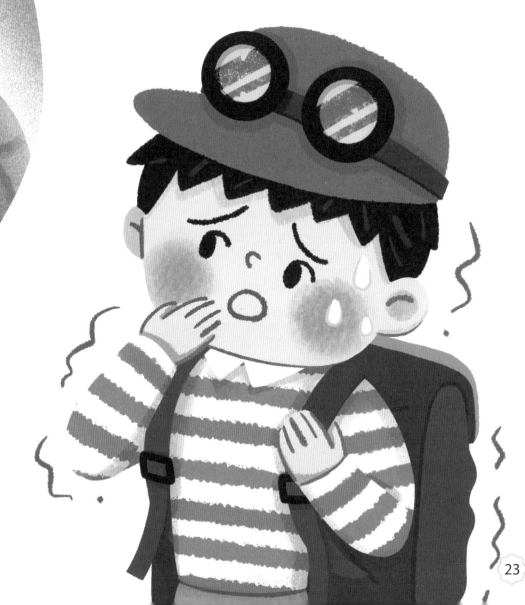

渐渐地，淘淘放松下来，心里不再那么害怕，他走在了妈妈前面。可是突然间，他停住不动了，也不出声了，呆呆地站在那里，看着前方。

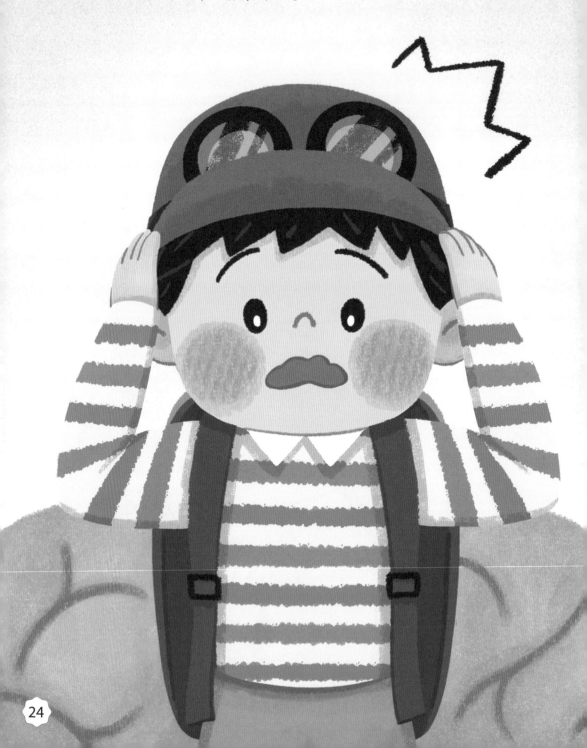

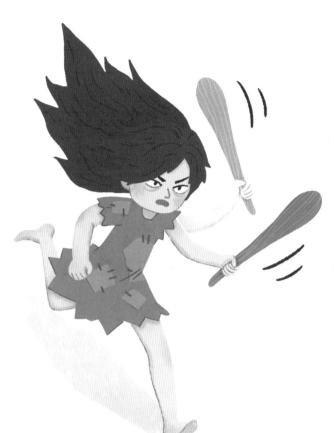

　　只见一个披头散发、衣衫破烂的女人，挥舞着木棒，向着淘淘冲过来。

　　"救命呀！"

　　淘淘反应过来，吓得尖叫起来，本能地回身，朝妈妈狂奔。

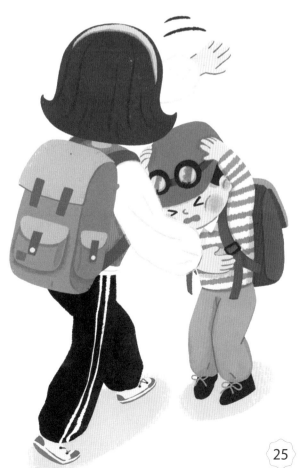

　　妈妈赶紧护住淘淘，闪到一旁。

　　奇怪的是，那个疯狂的女人只是两眼发直地盯着前方，挥着木棒从淘淘他们身旁飞奔而过，就好像没有看见他们一样。

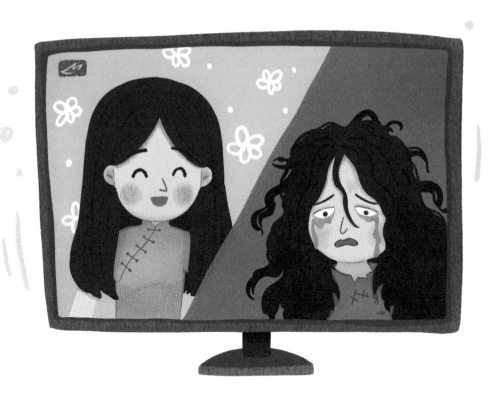

真险呀！妈妈赶紧擦了擦淘淘脑门儿上的冷汗。

"淘淘，你想起来没有？这是咱俩一起看过的一部电视剧里的角色呀！在剧中，这个阿姨受了巨大的刺激，她伤心过度，把脑子急坏了，就疯了。"妈妈叹了口气。

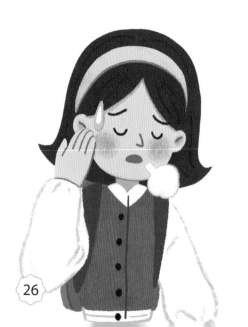

"哦，我说怎么有点儿眼熟呢，真可惜！她没疯的时候，可不是这种表情，也不穿这样的衣服……"淘淘也为她的遭遇感到难过。

"当大脑受到损伤，失去了指挥能力，人的行为也会随之失控。这样的人，就是人们口中的'疯子''神经病'。"妈妈解释道。

"哦，我有点儿明白了，说一个人'神经病'，表面上是说他精神不正常，其实，是在说他行为不正常，对吧，妈妈？"淘淘若有所悟地说，"但是有时候人生气了，说别人是'神经病'，其实并不真的是那人大脑受伤了，只是表达对那人行为的不满。"

　　妈妈点点头，接着嘱咐淘淘："平常不要对别人说'神经病'之类的话，这是不礼貌的行为。"

　　淘淘将妈妈的叮嘱郑重地记在心中。

一定要注意
文明礼貌！

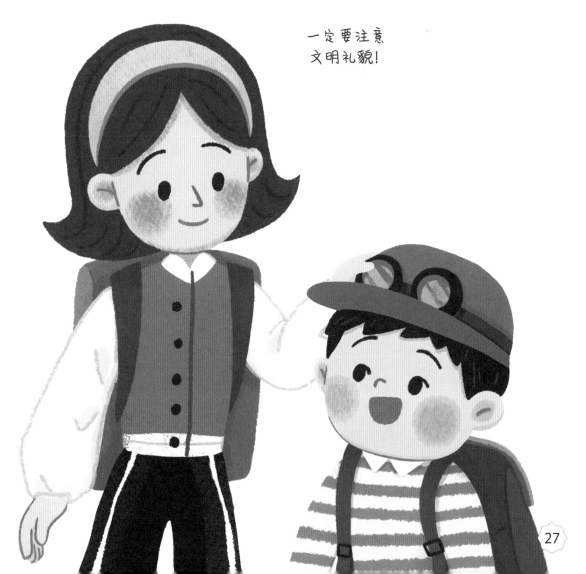

淘淘和妈妈沿着山路，继续前进。可是，
上山的路太难走了，没过多久，淘淘就喊累了。
于是，他们停下来休息。

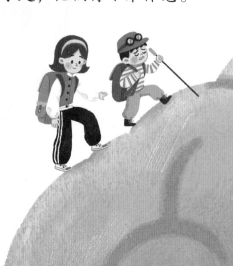

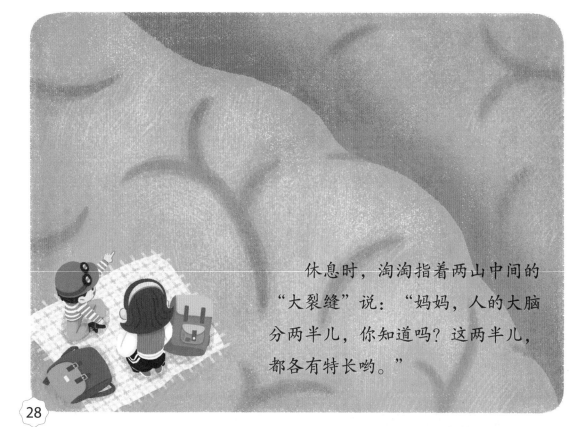

休息时，淘淘指着两山中间的
"大裂缝"说："妈妈，人的大脑
分两半儿，你知道吗？这两半儿，
都各有特长哟。"

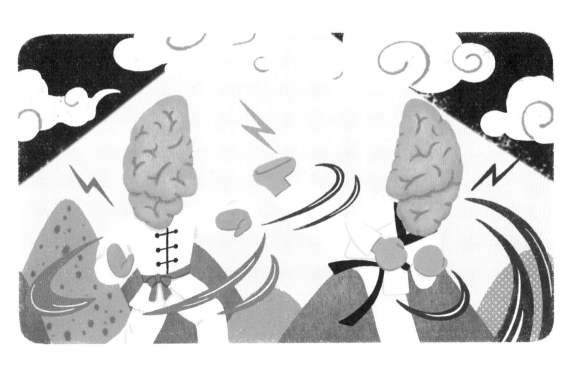

　　"是吗，都有什么特长？是太极拳还是跆拳道？"想起了淘淘的体育特长，妈妈逗他说。

　　"我听同学说，大脑的特长可厉害了！"淘淘兴奋地说，"左脑既擅长说话，像个语言学家，又善于思考和算数，像个科学家。右脑呢，有丰富的灵感和想象力，像个艺术家，有了它，我们才会唱歌、跳舞、画画……对了妈妈，我特别喜欢画画，那我的右脑是不是很发达呀？"

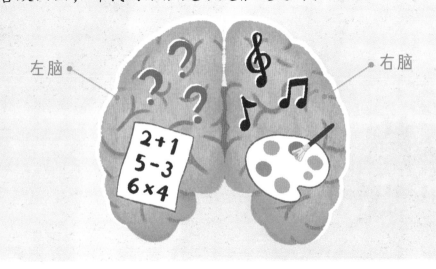

左脑　　　　　　　　　　　右脑

听淘淘讲得头头是道，妈妈笑着补充并纠正他说："宝贝，你真的很厉害，知道这么多知识。不过，大脑虽然分为两半，但这两部分的功能区，并不能简单划分、绝对而论。比如左脑，大多数时候，它分布着语言中枢，但也有例外，有的人右脑才有语言中枢。而且，人体的神经活动，大多是由左、右脑的神经细胞合作完成的。所以，'左脑优势''右脑优势'的说法，并不一定科学哟。"

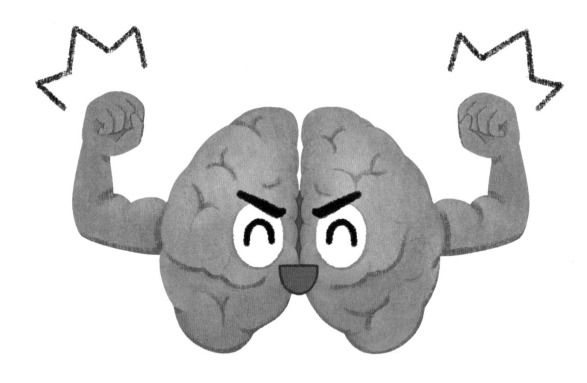

爱画画的淘淘想：既然是合作，那除了右脑，左脑也应该有个叫"中枢"的地方管画画吧。淘淘还没来得及张口问，妈妈已经催他继续赶路了，淘淘就把这个问题抛之脑后了。

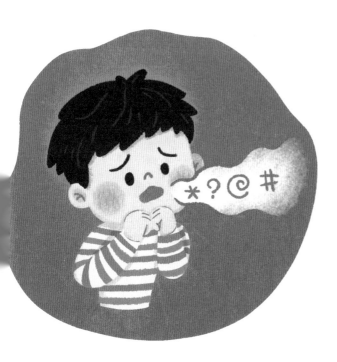

走着走着，淘淘又问："妈妈，要是你刚才说的那个叫语言中枢的地方生病了，人还能说话吗？"

妈妈笑了笑说："如果语言中枢生病了，肯定会影响说话。对了，咱俩现在的位置，正巧就是语言中枢的其中一个区域呢。"

"啊？其中一个，人脑还有好几个语言中枢区域呀？"淘淘惊讶极了。

"当然啦。我们人脑的语言中枢非常发达，有四个区域呢！"

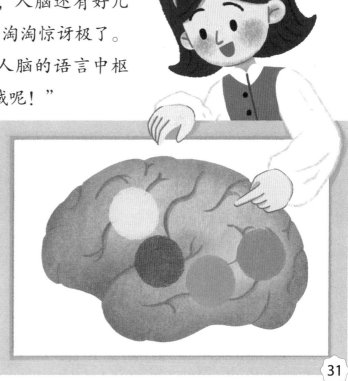

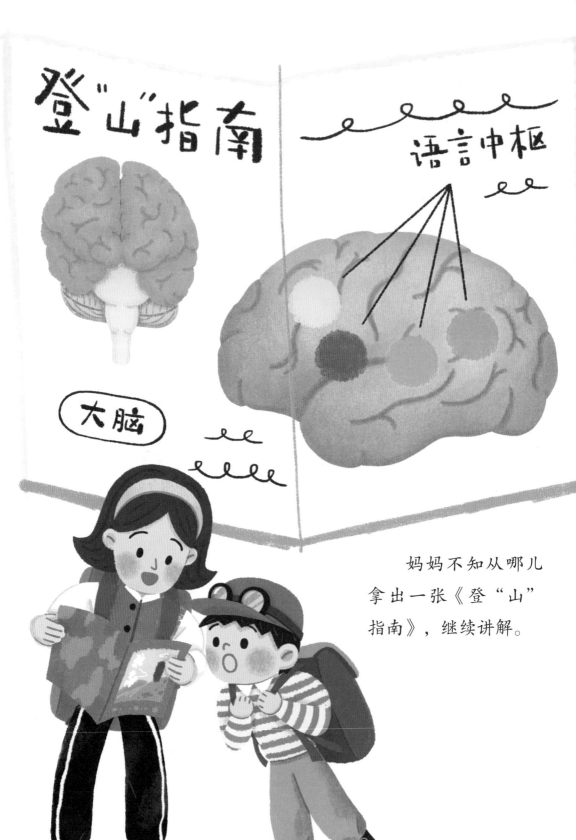

登"山"指南

语言中枢

大脑

妈妈不知从哪儿拿出一张《登"山"指南》，继续讲解。

说不出

这个区域的语言中枢负责说话。如果这里生病，人就不能说话了。

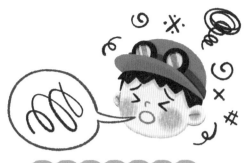

说不清、听不懂

这个区域的语言中枢既能帮我们把自己的话说明白，又能帮我们把别人的话听明白。这里生病的人，不但说不明白自己想说的话，也听不懂别人的话。

不会写

这个区域的语言中枢更不得了，一旦这里生病，我们就不认字了。

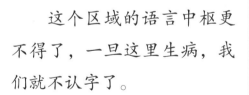

不会读

这个区域的语言中枢同样非常重要，如果这里生病，我们就不会写字、画画了。

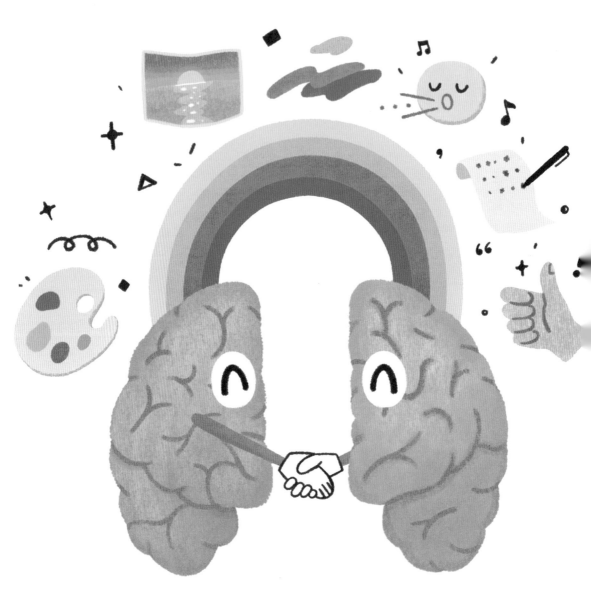

"当然啦，这些区域都不是各自为政的。它们得联系好、协调好、配合好，我们人类才能正常交流。"

妈妈的这番介绍，让淘淘恍然大悟："妈妈，原来画画的本领，不但跟右脑有关系，跟咱们现在路过的左脑也有关系，而且左脑中管画画的地方竟然是语言中枢。这么一说，我们的活动，真的需要人脑各部位一起合作呀。这回，我总算懂啦。"

伴随着愉快的笑声，淘淘和妈妈爬到了山顶。好在两山之间的裂缝不算太宽，淘淘和妈妈很顺利地来到了右边的山坡上。

这时，淘淘突然拉住妈妈快走起来，原来，他是害怕再碰见那个疯子。

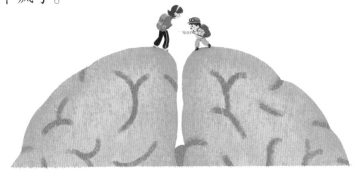

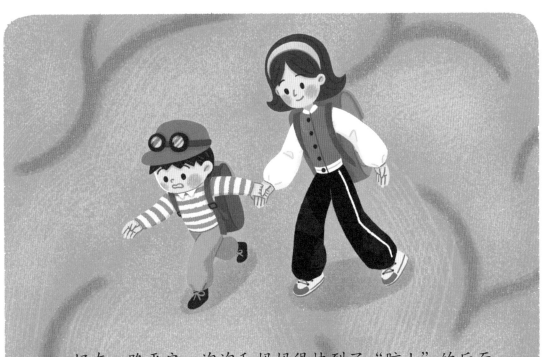

好在一路平安，淘淘和妈妈很快到了"脑山"的后面，开始向下走。

下山的路刚走出没多远，他们便远远地望见了两个人影。

呀，居然在这儿碰见小区里的熟人啦！

是坐着轮椅的李爷爷和推着他的李叔叔。

淘淘礼貌地向他们打招呼："李爷爷好！李叔叔好！"

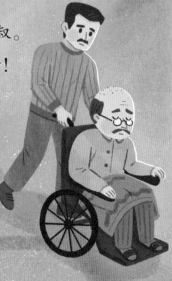

可是，李爷爷没有说话，只是在轮椅上轻轻挥了挥左手。

李叔叔解释说："我父亲中风了，神经受到了影响。现在，他右半身不听使唤，也不能说话了。"

你知道吗

　　有的小朋友会想：李爷爷不能说话，问题一定出在语言中枢。刚才讲过了，语言中枢大多数在左脑，照这么说，李爷爷应该是左脑生病了。既然左脑生病，受影响的该是左半身吧？可故事里却说他右半身不听使唤，左手反倒会动。真奇怪！

　　没错，故事讲的对。因为大脑半球发出的运动神经有交叉分布的现象，所以，左脑半球主要控制右侧肢体，右脑半球主要控制左侧肢体。

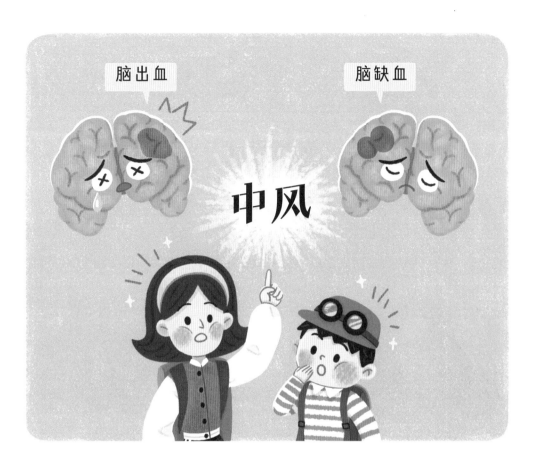

　　“妈妈，什么叫中风呀？”告别了李爷爷和李叔叔，淘淘赶紧问妈妈。

　　“脑血管破裂出血，或者脑血管被堵上了，都属于中风。严重的话，会造成肢体瘫痪、呼吸困难、昏迷不醒，甚至死亡。”

　　“唉，李爷爷太可怜了！”淘淘叹了一口气。

你知道吗？

　　中风，是中医学对急性脑血管病的总称。

　　如果换成现代医学术语，就叫“脑血管意外”，也叫“脑卒（cù）中（zhòng）”，它分两大类，即出血性脑卒中和缺血性脑卒中，包括脑出血、脑血栓等疾病，能严重威胁人类的生命和生活质量。

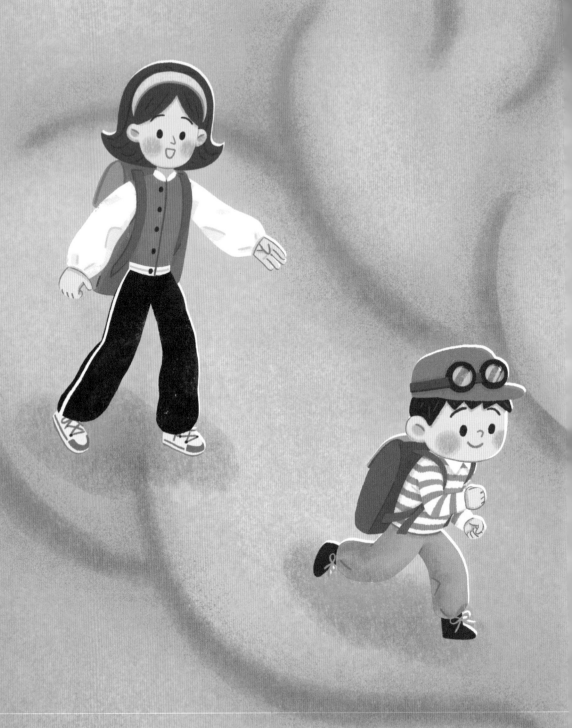

顺着山路，淘淘和妈妈继续朝山下走去。

后山的路比前面陡了一点儿，他们不知不
觉地加快了脚步。

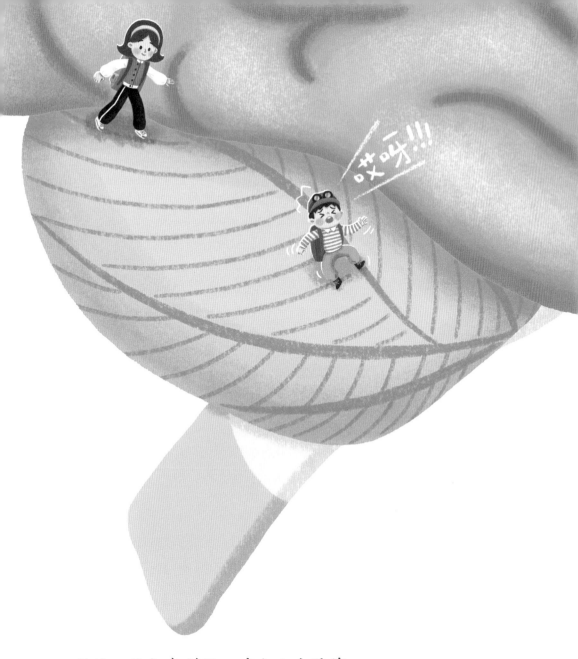

很快，他们来到了一座小山丘跟前。

妈妈指着这座小山丘说："那是小脑，主要调节身体平衡。"

"哎呀，妈妈，我的小脑是不是出问题了，我的身体失衡了，收不住脚步了！"淘淘一边喊叫着，一边横冲直撞，跑到小山丘上，装出快要摔倒的样子。

淘淘还未站稳，突然看见山丘后面跌跌撞撞、晃晃悠悠地走出来一个醉汉。

"呀，又一个疯子！"淘淘大叫起来，赶紧往回跑。

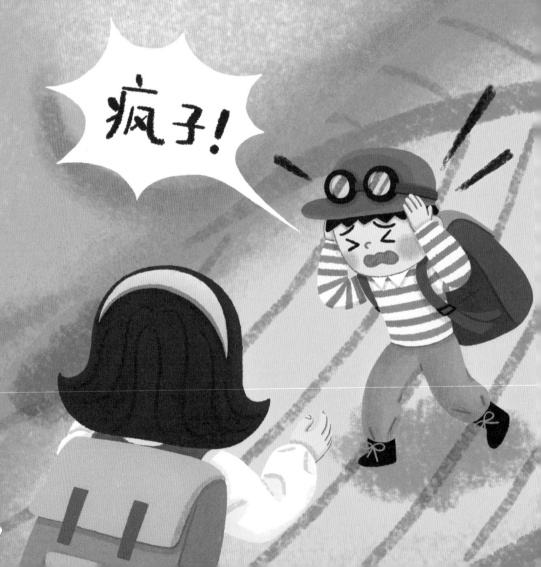

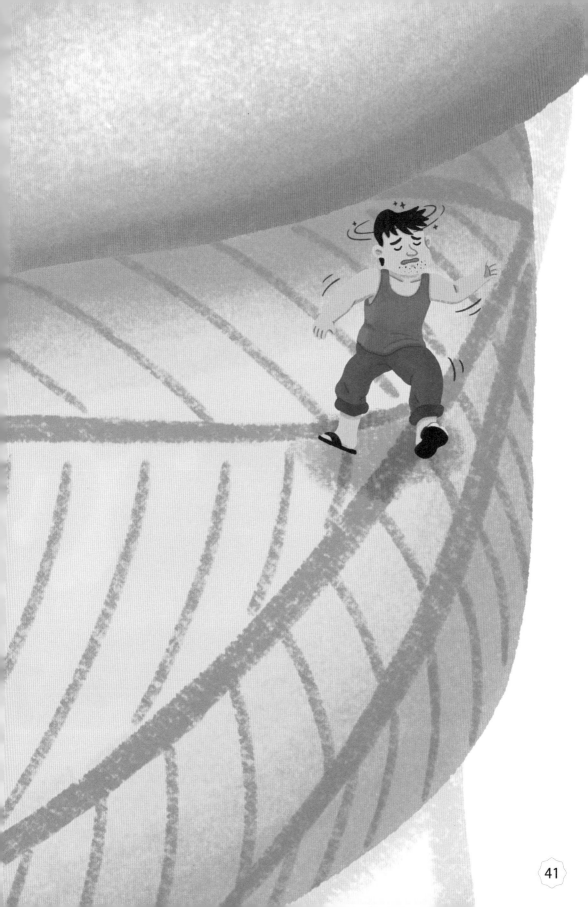

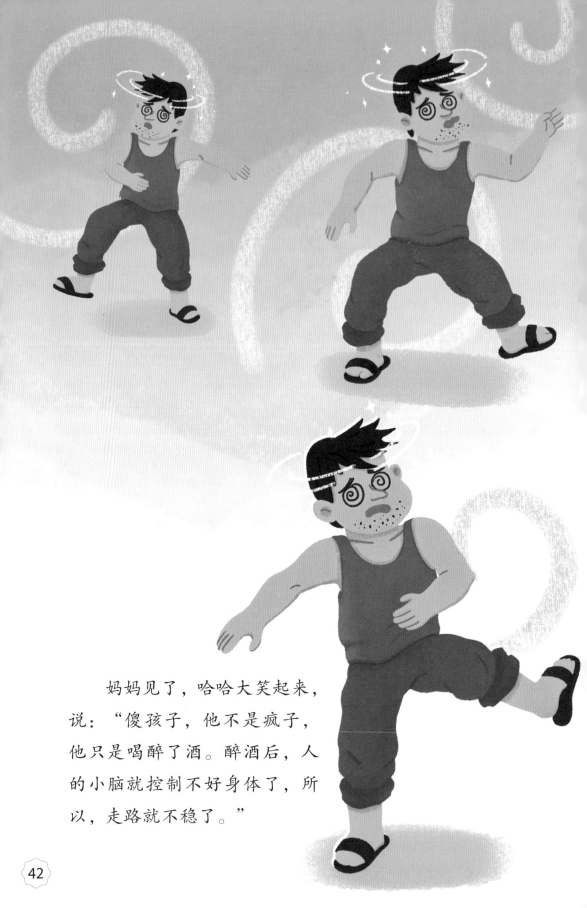

　　妈妈见了，哈哈大笑起来，说："傻孩子，他不是疯子，他只是喝醉了酒。醉酒后，人的小脑就控制不好身体了，所以，走路就不稳了。"

"那多危险呀！要是摔着脑袋怎么办？"淘淘下意识地护住了头。

"是啊，酗酒是个坏习惯！你长大了可不能这样！"妈妈说。

"嗯！"淘淘重重地点点头。

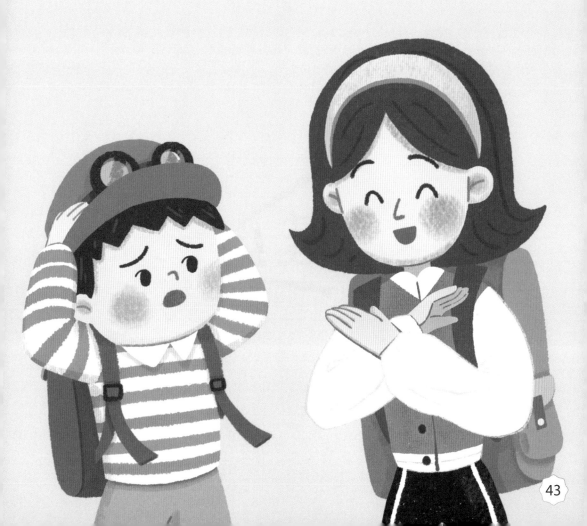

过了小山丘，脚下的这段山路是脑干。再往前走，就是脊髓大道了。长长的山路，绵延到远方。

　　"好壮观，快看呀！"淘淘回头，想叫上妈妈一起观景。可这一回头，他发现小山丘下面居然有个洞，脑干就是从这里"钻"出来的。

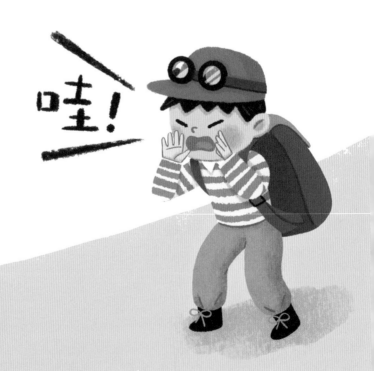

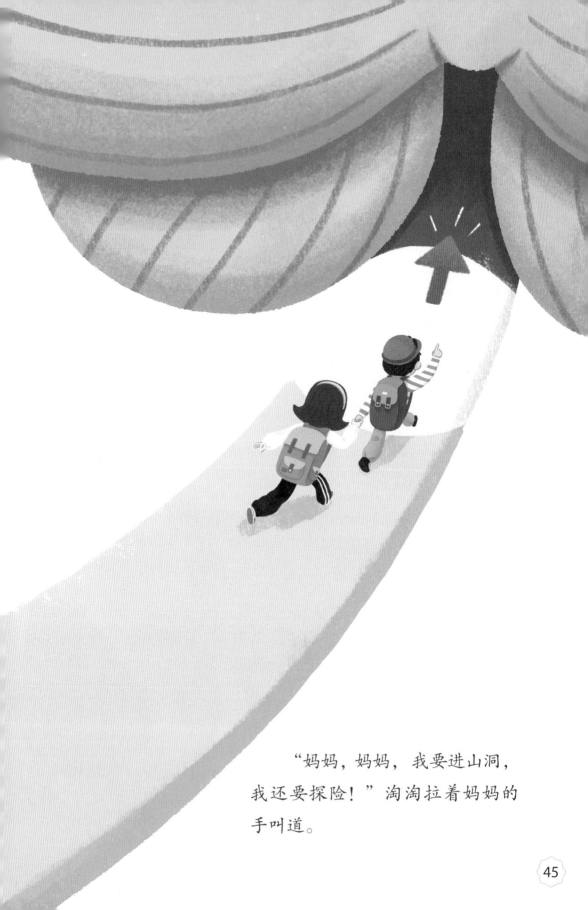

"妈妈，妈妈，我要进山洞，我还要探险！"淘淘拉着妈妈的手叫道。

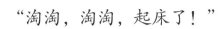

“淘淘，淘淘，起床了！”

淘淘使劲儿睁开眼睛，看到妈妈正推开窗户。

很快，一股新鲜空气带着花的香味儿飘了进来！

窗外的小鸟叽叽喳喳的，好像在跟淘淘说：“你早！你早！”

哦，原来，淘淘做了一个梦，一个有趣的大脑探险梦！

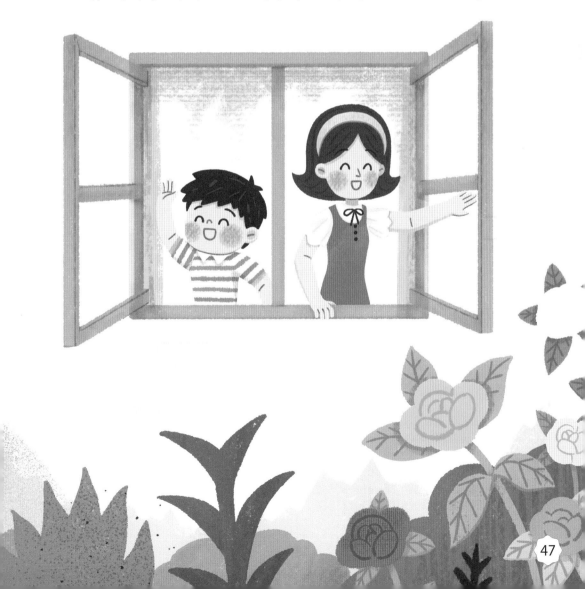

图书在版编目（CIP）数据

大脑探险记 / 赵静著；李依芯，刘朝阳绘．—北京：人民卫生出版社，2024.4
（发生在人体里的科普童话）
ISBN 978-7-117-34893-5

Ⅰ．①大⋯ Ⅱ．①赵⋯ ②李⋯ ③刘⋯ Ⅲ．①大脑—儿童读物 Ⅳ．①R338.2-49

中国国家版本馆 CIP 数据核字（2023）第 161061 号

人卫智网	www.ipmph.com	医学教育、学术、考试、健康，购书智慧智能综合服务平台
人卫官网	www.pmph.com	人卫官方资讯发布平台

发生在人体里的科普童话
大脑探险记
Fasheng Zai Renti Li de Kepu Tonghua
Danao Tanxianji

著：赵　静
绘：李依芯　刘朝阳
出版发行：人民卫生出版社（中继线 010-59780011）
地　　址：北京市朝阳区潘家园南里 19 号
邮　　编：100021
E - mail：pmph @ pmph.com
购书热线：010-59787592　010-59787584　010-65264830
印　　刷：北京顶佳世纪印刷有限公司
经　　销：新华书店
开　　本：710×1000　1/16　印张：3
字　　数：34 千字
版　　次：2024 年 4 月第 1 版
印　　次：2024 年 4 月第 1 次印刷
标准书号：ISBN 978-7-117-34893-5
定　　价：35.00 元

打击盗版举报电话：010-59787491　E-mail：WQ @ pmph.com
质量问题联系电话：010-59787234　E-mail：zhiliang @ pmph.com
数字融合服务电话：4001118166　E-mail：zengzhi @ pmph.com

55检